AF496234

DE LA PETITE VÉROLE, DE SES CAUSES,

ET

DES MOYENS D'ARRÊTER SA MARCHE ET SES EFFETS,

Lorsqu'elle est déclarée.

DE LA PETITE VÉROLE,

DE SES CAUSES,

ET

DES MOYENS D'ARRÊTER SA MARCHE ET SES EFFETS,

LORSQU'ELLE EST DÉCLARÉE ;

PAR

J.-F.-Augustin SEIGNEURGENS,

Docteur en médecine de la Faculté de Paris,

Auteur d'une *Nosographie générale* et d'un *Traité de Physiologie*, publiés en 1816.

Mémoire communiqué à l'Académie des Sciences

dans sa séance du 4 juillet 1842.

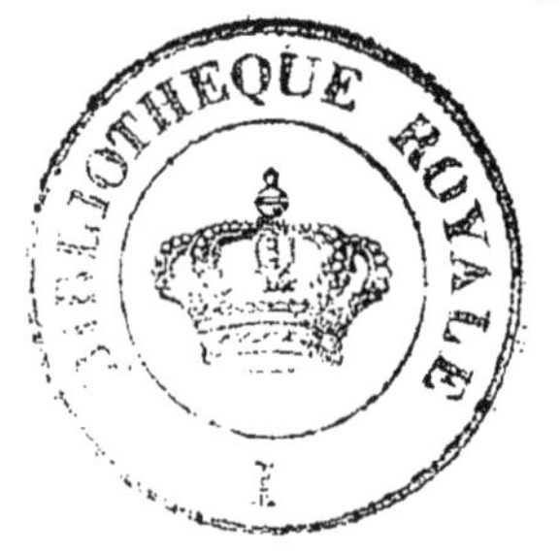

PARIS,

IMPRIMERIE LANGE LÉVY ET COMPAGNIE,

Rue du Croissant, 16, hôtel Colbert.

—

1842.

DE LA PETITE VÉROLE,

DE SES CAUSES,

ET

DES MOYENS D'ARRÊTER SA MARCHE ET SES EFFETS,

Lorqu'elle est déclarée.

Lorsque l'on considère le temps qu'il a fallu à l'investigation des savans qui se sont succédé depuis le commencement des siècles jusqu'à nos jours, pour pénétrer les causes et le mécanisme de quelques uns seulement des innombrables phénomènes morbides qui se manifestent incessamment dans l'espèce humaine, on est frappé des décourageantes vérités qu'Hippocrate a réunies au commencement de son divin livre : *vita brevis, ars longa*, etc.

Ces vérités, placées à l'entrée de la carrière, nous apparaissent comme des flambeaux destinés à éclairer les vastes détours d'un temple, dont le sanctuaire, encore enseveli dans les profondeurs des temps, ne doit s'ouvrir qu'aux siècles futurs.

En effet, si l'on admire à juste titre les conquêtes de la médecine, ne déplore-t-on pas plus encore tout ce qu'elle laisse à désirer? Et son insuffisance, chaque jour révélée, n'afflige-t-elle pas le médecin réduit, dans mille circonstances, au rôle douloureux de spectateur impuissant contre les accidens imprévus et multipliés qui viennent à chaque instant bouleverser nos fonctions, altérer notre organisation et arrêter la vie dans son cours?

Parmi tant de funestes maladies dont les causes et les moyens curatifs sont jusqu'ici restés inconnus, il en est une, presque toujours horrible par ses effets et souvent meurtrière, qui a été, pendant nombre d'années, l'objet particulier de ma sollicitude et de mes constantes méditations. Cette maladie dont je crois avoir trouvé la cause, et, si mes expériences ne m'ont pas trompé, les moyens curatifs certains, est la *petite vérole*.

En étudiant les effets immédiats et éloignés du vaccin, on n'a pas tardé à reconnaître que les sujets vaccinés n'étaient pas toujours préservés de la petite vérole, ni des tristes accidens qui en sont trop fréquemment la suite : on a dû en conclure dès-lors que son efficacité n'était pas encore assez constante, pour dispenser le médecin de la recherche des causes et des remèdes de cette maladie.

L'étude des phénomènes de la variole m'a conduit d'abord à penser qu'elle était le résultat *d'une cause spécifique* : en effet, son mode d'apparition, le nombre déterminé de ses symptômes généraux et particuliers, la régularité de sa marche, le développement graduel des pustules varioliques, toujours et partout identiquement les mêmes, affectant toujours la même forme, soit à la peau, soit à la face libre des membranes splanchniques, tout concourait, selon moi, à démontrer la justesse de cette opinion.

Ce point une fois établi, il me restait à chercher si la cause était *chimique*, *physique* ou *organique*; c'est-à-dire, si elle résultait des corpuscules physiques, délétères, simples ou composés, suspendus dans l'air ou faisant partie de quelques substances alimentaires ; ou bien de corps organiques, comme un insecte, une larve, qui se développeraient dans nos tissus, soit après avoir été déposés à leur surface par des insectes directement ou par l'air au milieu duquel nous vivons, soit après avoir été introduits dans nos organes de toute autre manière.

De ces questions, difficiles à résoudre, j'étais conduit à me dire que, si la cause variolique était un fluide gazeux, ou un liquide, ou un solide, comme une poudre délétère impalpable, les effets déterminés par cette cause ne ressembleraient nullement aux symptômes de la petite vérole.

En effet, un virus gazeux ou liquide agirait d'une manière uniforme sur tous les points avec lesquels il serait mis en contact, et il y sévirait avec plus ou moins d'intensité, selon l'activité de sa puissance délétère.

Un corps chimique pernicieux, déposé sur nos tissus, agirait d'une manière locale ; et aux endroits qui en seraint souillés, il pourrait étendre ses effets, plus ou moins loin, dans les parties environnantes, sur lesquelles il ne cesserait d'agir que quand ses principes nuisibles seraient épuisés et leur virulence totalement éteinte ; mais il ne se disséminerait pas çà et là sur diverses parties du corps, plus ou moins distantes les unes des autres, comme cela arrive souvent après l'inoculation ; un corps inorganique délétère n'épargnerait pas les points intermédiaires à ceux qu'il aurait touchés ; il ne pourrait, en un mot, faire naître des pustules isolées, très éloignées les unes des autres, et dont l'intensité serait partout semblable, même aux endroits qu'il n'aurait pas touchés, ainsi que cela arrive dans la petite vérole. Un principe chimique ou physique n'irait pas surtout porter son action sur l'enfant, dans le sein de sa mère, ni sur les membranes qui enveloppent le cerveau, les poumons, les intestins, etc., en épargnant le derme, les bronches, l'œsophage, sans y laisser même aucune trace de son passage, comme cela se voit quelquefois. En outre, les pustules reparaîtraient aussi souvent que nous serions atteints par le même principe, ainsi qu'on en peut juger par la reproduction de celles que font naître les frictions avec le tartre émétique. Il est rare, au contraire, que la petite vérole affecte l'homme plus d'une fois.

Une matière solide, purement irritante, vénéneuse, vénimeuse ou toxique, soluble, produirait l'effet d'un rubéfiant, d'un vésicant, d'un caustique, ou celui du tartre émétique appliqué à la peau ; ou bien elle agirait d'une manière générale sur les liquides, sur les solides organiques ; mais elle ne bornerait pas son action à des phénomènes locaux, comme le fait ordinairement la petite vérole.

Si les pustules varioliques étaient le produit de corps chimiques, comme celles qui résultent de l'action du tartre émétique, il suffirait de laver les parties malades, pour faire disparaître les causes de la maladie et la maladie elle-même ; tandis que les lotions sont sans effet contre les causes de la variole et contre cette affection. Les bains généraux, souvent employés dès le début de la maladie, l'ont toujours été sans succès, quoique ce fût le moment le plus favorable à leur action. La matière de ces pustules, si elles étaient dues à des causes chimiques, pourrait être impunément transmise à d'autres individus ; cette transmission ne produirait aucun effet morbide ; cette matière serait comme celle des pustules émétiques et de beaucoup d'autres pustules, d'une parfaite innocuité, parce que le principe morbide se serait épuisé dans nos tissus.

La matière variolique, au contraire, comme celle de la gale, de la syphilis, ne peut se transmettre à ceux qui n'ont point été atteints de la petite vérole ou du vaccin, sans produire en eux, la petite vérole avec tous ses phénomènes généraux et particuliers, sans donner lieu, en un mot, à une petite vérole dont les effets, loin de se borner au point! d'inoculation, s'étendent souvent à toutes les parties du derme, et s'y manifestent par des pustules plus ou moins multipliées.

Si encore la cause variolique était chimique, comment expliquerait-on les effets de l'inoculation du vaccin, et l'existence des petites véroles qui ne se manifestent qu'à l'intérieur? Ces effets s'expliquent au contraire naturellement, *si l'on admet qu'ils sont dus à la présence d'un insecte.* Déposés dans nos tissus par les voies cutanées, digestives, pulmonaires, etc., des insectes, leurs germes ou leurs œufs, peuvent être transportés par la circulation des liquides, dans toutes les parties de nos organes, où ils auront un temps d'arrêt et produiront des pustules, s'ils s'y trouvent d'ailleurs dans des conditions nécessaires à leur développement.

Un virus, soit gazeux, soit liquide, soit solide, en agissant d'une manière locale se combinerait infailliblement avec nos tissus et nos liquides ; cette combinaison altérerait les qualités, les propriétés du virus, autant qu'elle en diminuerait la quantité ; enfin, les effets d'une telle cause seraient plus ou moins analogues à ceux qui résultent des plaies faites par des vésicans, des caustiques, des instrumens salis de matière putrescente ou empoisonnée ; ce qui n'arrive pas dans la petite vérole.

Ce qui prouve encore que la petite vérole est due à une cause unique, vivante et toujours la même, c'est que les symptômes de cette maladie sont toujours identiques et constamment les mêmes, dans les petites véroles les plus confluentes comme dans les plus bénignes. **Si** les accidens sont plus graves dans les premières, cela ne vient pas de la qualité plus délétère, plus pernicieuse de la cause variolique, mais de la multiplicité des insectes qui ont pullulé avec une si prodigieuse facilité qu'ils couvrent presque toute la surface du derme; les pustules qu'ils produisent sont alors si rapprochées, que la peau est presque dénudée de son épiderme, et l'irritation qui résulte de cette sorte de dénudation est la cause unique des accidens funestes que détermine trop souvent la petite vérole confluente. Il arrive dans ce cas ce qui arrive après l'application d'un vésicatoire ou après une brûlure universelle : rien de plus, rien de moins.

Comment d'ailleurs le vaccin pourrait-il, comme il le fait ordinairement, préserver de la petite vérole, si cette maladie n'était pas l'effet d'un insecte, et s'il n'était pas lui-même l'effet d'un autre insecte ?

L'inoculation de la matière visqueuse, et plutôt séreuse que purulente, des pustules de la petite vérole et des pustules du vaccin, ne produirait que peu ou point d'effet, si la cause de ces pustules était un corps chimique ou physique; car la nature de ces corps se modifierait, comme nous l'avons dit plus haut, en se combinant avec nos parties constitutives. Que si l'on prétendait qu'un corps physique ou chimique délétère peut n'être pas entièrement absorbé, ni ses propriétés modifiées, changées ou éteintes par une première introduction dans nos tissus, on avouera du moins que son volume y serait diminué; qu'il se trouverait en très minime quantité dans la matière de la pustule qu'il aurait occasionnée ; qu'il serait en bien plus minime quantité encore, dans l'atôme de cette matière pris dans une pustule pour une nouvelle inoculation, et qu'il disparaîtrait enfin, après que son principe aurait été puisé dans des pustules successives, pour être transmis de huitaine en huitaine sur une certaine série de personnes. Faudrait-il le transmettre ainsi un grand nombre de fois, pour épuiser un premier atôme ? Personne ne le pensera.

Cependant, loin de s'épuiser et de perdre de ses qualités variolifères ou génératrices de la petite vérole, cette cause, comme celle du vaccin, s'accroit, augmente de volume, de quantité, par sa transmission d'un individu à un autre, tandis que sa vertu, ses propriétés, restent les mêmes. En effet, un atôme de sérosité puisé dans une pustule de petite vérole ou du vaccin et inoculé chez un individu qui n'a point encore été soumis à l'action de l'une de ces causes, produit une pustule qui peut fournir assez de matière pour transmettre la maladie à dix, vingt, trente personnes ; un atôme se multiplie assez pour fournir, dans la pustule à laquelle il donne lieu, des dizaines d'atômes similaires ; et ceux-ci, inoculés chez de nouveaux individus, s'y multiplient de la même manière, en telle sorte que, si ses produits successifs étaient étendus autant que possible, il pourrait en fournir assez pour être transmis à des milliers d'individus dans le court espace de quelques semaines. En un mot, chaque atôme pullule avec une si prodigieuse facilité et il est si fécond, qu'en peu de temps il produirait *une mer* de sérosité variolique. Ce phénomène remarquable n'est-il pas à lui seul une preuve évidente que la petite vérole et le vaccin sont le produit d'un insecte ? Comment une autre cause aurait-elle la faculté de se reproduire ? Les êtres vivans ont seuls cette faculté ; eux seuls peuvent se multiplier, se régénérer, se perpétuer, comme le font les causes de la gale, de la syphilis, etc., etc.

La matière inerte, les corps inorganiques peuvent se diviser, mais non se multiplier ; ils ne peuvent s'augmenter et acquérir plus de volume que par addition, aggrégation de molécules similaires. Or, si un atôme de sérosité variolique, introduit dans nos

tissus en produit par dizaines, donc elle s'y multiplie et s'y régé-
nère, et si cette faculté n'appartient qu'aux êtres animés, donc
les causes varioliques sont des êtres vivans.

Nous le répétons, il n'est aucune cause inorganique, physique
ou chimique, qui jouisse de la propriété singulière de se tripler,
de se centupler ainsi par son application ou son introduction
dans nos tissus, autrement que par addition. D'après ce fait in-
contestable, comment expliquerait-on le développement de petites
véroles confluentes survenues à la suite de l'inoculation d'un
atôme de sérosité variolique, si cette sérosité ne devait sa vertu,
ou ses propriétés contagieuses qu'à des corpuscules chimiques?
Ce phénomène ne pourrait pas se comprendre; mais il s'explique
de lui-même, si l'on admet que la petite vérole est l'effet d'un
insecte, puisque les êtres vivans ont la faculté de procréer, de
pulluler, souvent d'une manière aussi prodigieuse que prompte.

La transmission des êtres vivans d'un individu à un autre s'explique aussi facilement et d'une manière aussi claire : en effet, ré-
pandus qu'ils sont dans la matière des pustules varioliques, et à
la surface du petit ulcère qu'ils ont occasionné au fond de la pustule, leur transmission peut s'opérer, soit par le contact même
des pustules, soit en puisant dans ces pustules, avec la pointe d'un
instrument quelconque, un atôme de sérosité visqueuse et en
l'introduisant ensuite dans nos tissus, comme cela se pratique dans
l'opération de l'inoculation. Ces insectes ou leurs germes sont
ainsi portés dans nos organes, sans changer de nature, sans altéra-
tion de leur état normal, et en conservant au contraire tous leurs
caractères primitifs, avec la faculté de pulluler, de se multiplier,
de former de nouvelles familles, dont chacune produit un bouton,
lorsque les tissus dans lesquels ils sont introduits jouissent des
qualités propres à leur génération, à leur entretien et à leur
développement.

D'autres faits viennent encore prouver d'une manière péremptoire, ce me semble, que les causes de la variole et du vaccin sont des animalcules.

Une lancette chargée d'acide hydrocianique, poussée dans nos tissus, occasionnerait assurément des effets d'autant plus graves et plus promptement funestes, qu'elle y aurait pénétré plus profondément, parce que l'atmosphère du poison et le poison lui-même auraient agi sur une plus large surface; ni le sang qui pourrait sortir de la plaie, ni la succion immédiate, ni les lotions, ne pourraient en atténuer complètement l'action et les effets; toutes les causes délétères, liquides ou solubles, sont dans le même cas.

Dans l'inoculation, au contraire, si, au lieu, de faire glisser l'instrument sous l'épiderme, on le fait pénétrer dans le derme, de manière à donner issue à quelques gouttes de sang, l'inoculation reste sans effet; la matière variolique ou vaccinale est entraînée en dehors avec le sang qui suinte de la plaie, et cette matière se perd au milieu du caillot qui se dessèche, comme s'y perdrait un atôme de tout autre corps étranger insoluble.

Or, quels autres corps que des insectes ou leurs germes, capables de causer une maladie funeste, pourraient être portés dans nos tissus et en être ainsi expulsés, sans occasionner des désordres morbides plus ou moins graves? Ce ne serait pas assurément des corps vénéneux solubles ou liquides.

Des corps insolubles, on le sait, n'agiraient dans tous les cas que d'une manière physique et comme le font toutes les causes physiques. Ils ne donneraient jamais lieu au développement de phénomènes semblables ou analogues à ceux de la petite vérole, lors même qu'ils demeureraient incrustés dans nos solides.

Si donc les divers phénomènes que nous venons d'indiquer ne

peuvent être produits par des corps inorganiques, nous en tirons encore cette conséquence que la petite vérole est l'effet d'un insecte.

Les phénomènes particuliers au vaccin s'expliquent également d'eux-mêmes, si on le considère comme l'effet d'un insecte, qui, de naturel qu'il semble être à la race bovine, a l'avantage inappréciable d'être moins fécond chez l'homme que celui de la petite vérole, de ne jamais donner lieu à un vaccin confluent, et d'avoir cet effet bien précieux d'éteindre en nous l'aptitude à la contagion de la petite vérole, surtout quand il nous vient de sa source première. Alors, il semble agir en nous, comme une guêpe, qui, au milieu du calice d'une fleur, en dévore tout le miel, de manière à ne laisser en s'envolant que la famine et la mort à celles qui viendraient pour s'y établir et y vivre. C'est ainsi que le vaccin devient le préservatif de la variole; mais pour qu'il produise cet heureux résultat, il faut qu'il épuise complètement la faculté qui réside dans nos organes d'alimenter les insectes de la petite vérole.

La matière du vaccin, placée entre deux verres et soumise pendant dix ou quinze jours à une température d'environ trente degrés centigrades, soit dans les vêtemens, soit ailleurs, perd sa vertu génératrice; elle la perd encore, lorsqu'elle est conservée trop long-temps. Elle perd également cette vertu, quand on la délaie dans du vin, de l'alcool et même dans quelques gouttes d'eau chauffées à une température de 70 à 80 degrés centigrades. Or, des poisons, des corps vénéneux ne perdraient certes pas toutes leurs qualités délétères dans une aussi petite quantité de liquide qu'il en faut au vaccin pour perdre les siennes. Ils ne perdraient pas surtout leur action toxique par leur dissolution dans quelques gouttes d'eau chauffées à 80 degrés centigrades; mais l'on conçoit facilement que des êtres organisés, ou leurs germes, perdent leur principe de vie, lorsqu'ils sont placés dans cette dernière condition; on comprend aussi que ces mêmes êtres puissent perdre leur propriété génératrice sous l'influence long-temps continuée d'une chaleur de 30 degrés centigrades, surtout les germes, à qui cette chaleur peut faire éprouver une sorte d'incubation.

Ainsi, tout ce que l'on observe dans la petite vérole et le vaccin, concourt à démontrer d'une manière évidente que ces deux affections sont dues à des êtres vivans.

Les parties constitutives de la race bovine n'étant pas identiquement les mêmes que celles qui constituent l'homme, il devait en résulter ce qui en résulte en effet : Savoir, que les insectes empruntés à cette race pour donner le vaccin à l'espèce humaine, se modifient par chaque transmission successive de l'homme à l'homme, de manière que leur vertu dégénère, et que la propriété d'éteindre en nous l'aptitude à la génération, au développement des insectes de la petite vérole, diminue de force et de puissance à chaque nouvelle transmission. En cela, leur organisation subit la loi commune à tous les êtres vivans transplantés de leur sol et de leur climat natif, sous un autre ciel, dans un climat et un sol différens. Ces insectes, au lieu d'avoir gagné en vertu, en propriétés, comme cela arrive dans quelques transplantations, semblent être dégénérés, car ils ne préservent plus dans tous les cas et toujours de la petite vérole. C'est une affligeante vérité qu'il faut s'avouer : l'expérience apprend chaque jour que la petite vérole se montre souvent sous forme confluente et funeste après la vaccination, et que le vaccin chez beaucoup d'individus n'est plus maintenant qu'un palliatif de la variole. Pour lui retrouver sa vertu primitive, il faut aller le puiser à sa source première. Mais cet agent héroïque est difficile à rencontrer sur la race bovine, soit qu'il s'y montre rarement, soit que les bouviers n'aient pas une intelligence d'observation assez étendue pour le découvrir, quand il se montre.

Si l'on se pénètre bien des considérations qui précèdent, on s'explique facilement pourquoi la variole, comme le vaccin, se montre rarement deux fois sur le même individu. Nous revenons et nous insistons sur ce point, parce qu'il mérite une attention particulière.

On explique facilement, disons-nous, comment le vaccin peut préserver de la petite vérole. En effet, on est forcé de reconnaître que cette vertu préservatrice est due à la nature organique et viable des causes du vaccin, et que ces causes, introduites dans nos tissus, épuisent en nous les élémens indispensables à la génération et au développement des causes de la petite vérole. Si, en conséquence de ce principe, des insectes du vaccin sont mis chez nous, les premiers, en possession de ces élémens nécessaires à leur existence, s'ils les épuisent, les insectes de la petite vérole ne trouvant plus à vivre dans nos tissus, ne peuvent plus y pulluler ni causer cette maladie, lors même qu'ils viendraient en prodigieuse quantité s'abattre sur nos tissus, car ils y périraient d'inanition.

La même chose arrive pour les insectes du vaccin ; ils ne produisent aucun effet sur nos organes, quand on les y introduit après la petite vérole ou après une première vaccination ; ils y périssent sans donner lieu à aucun des phénomènes du vaccin, à moins que la première vaccination soit elle-même restée sans effet, ou qu'elle n'ait pas totalement épuisé ce qui est nécessaire à leur alimentation.

La phthiriase ne vient-elle pas encore expliquer cette génération d'insectes qui produisent, les uns la petite vérole, les autres le vaccin ? Quoique l'on n'ait pas encore pénétré les causes de la production des insectes qui constituent ce que l'on appelle la phthiriase, chacun sait que ces insectes se montrent quelquefois si subitement et en si grande quantité , pour disparaître ensuite comme ils sont venus, que le vulgaire à long-temps attribué leur apparition à l'effet d'un maléfice, d'un sortilège.

Toutes ces considérations ayant démontré à mes yeux que les pustules de la petite vérole , comme celles du vaccin, de la gale , et de la syphilis, étaient occasionnées par des insectes, des animalcules, qui vivaient, pullulaient dans nos tissus ; les moyens curatifs vinrent naturellement se présenter en foule à ma pensée. L'efficacité de ces moyens était, à défaut de preuves matérielles, la pierre de touche qui devait confirmer ou renverser mes déductions. L'expérience ne tarda pas à en démontrer la justesse. Il m'arriva précisément ce qui est arrivé pour la *gale* , dont on a trouvé la cause et le traitement, long-temps avant que de laborieuses recherches microscopiques aient fait voir l'*acarus*.

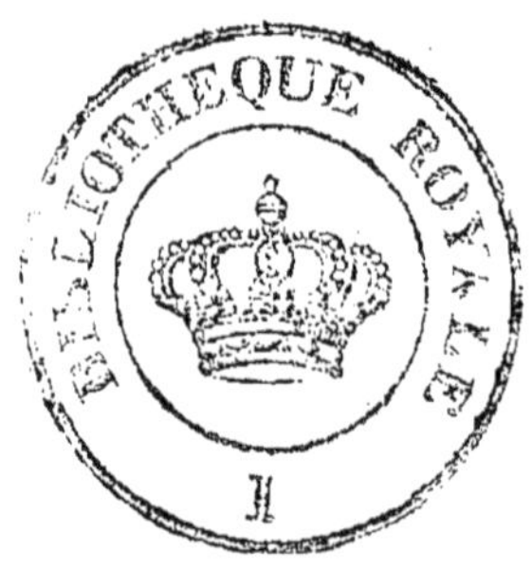

TRAITEMENT.

Les raisonnemens qui précèdent me conduisirent nécessairement à penser que tous les moyens employés avec succès contre la phthiriase, le pulex, la gale, la syphilis, etc., devaient avoir la même efficacité contre la petite vérole , soit qu'ils fussent administrés à l'intérieur, en pilules, en pastilles ou en boissons, soit qu'ils le fussent à l'extérieur, en fumigations, lotions, bains, frictions, etc., etc.

Le règne végétal m'a d'abord offert l'herbe aux poux , la cévadille, la staphisaigre, la coque du Levant, la pomme-épineuse, la ciguë , la jusquiame , le tabac, l'opium, et, en un mot, tous les narcotiques.

Le règne minéral : le soufre le mercure, l'argent, l'or, etc., et toutes leurs préparations chimiques.

Parmi tant de moyens , j'ai donné la préférence d'abord, à l'extérieur , aux lotions opiacées et à celles de décoction de tabac. Je redoutais l'effet des pommades en frictions et l'action irritante des lotions faites avec une dissolution de *sublimé corrosif* (deuto-chlorure de mercure). Cependant mon intention était, en cas d'insuccès des premiers moyens, de recourir à tous ceux à l'aide desquels on peut détruire les insectes de toute espèce qui vivent et pullulent dans nos tissus et d'employer ces moyens sous toutes les formes, à l'intérieur et à l'extérieur. Enhardi par l'effet des lotions narcotiques, j'essayai sur une petite vérole bénigne, une lotion de *deuto-chlorure de mercure*, composée de 6 à 8 décigrammmes dans 25 décagrames d'eau.

Mes premiers essais eurent le succès que j'en espérais; mais je n'avais opéré que sur des petites véroles commençantes et en apparence bénignes, en telle sorte que, les symptômes d'irritation dissipés, et les boutons flétris, il me resta des doutes sur la nature de l'éruption; et que, persuadé d'avoir rencontré une véritable variole, je crus m'être trompé et avoir pris une varioloïde pour une petite vérole.

J'étais encore dans cette incertitude, lorsque la petite vérole vint, en 1819, sévir épidémiquement sur un grand nombre d'individus de notre localité, et me donner l'occasion de renouveler mes essais, de dissiper mes doutes sur la nature de la maladie et sur l'efficacité des remèdes.

Le premier malade qui réclama mes soins, dans ces circonstances, était couvert d'une innombrable quantité de pustules; au quatrième jour de l'éruption, son état était des plus graves; son existence paraissait compromise, et le danger imminent; la peau universellement parsemée de pustules très rapprochées les unes des autres, était phlogosée, tuméfiée et très sensible au toucher; la fièvre était intense, tous les symptômes présageaient une issue funeste; enfin le nombre des pustules et l'irritabilité de la peau ne permettaient pas de pratiquer des frictions.

Cependant, je ne crus pas devoir employer les lotions opiacées contre une maladie qui s'étendait à l'universalité du derme, dans la crainte de produire le narcotisme, parce que, bien
que fortement constitué et âgé seulement de 15 16 ans, le
sujet était dans l'affaissement d'une maladie qui semblait déjà
avoir épuisé ses forces. Des lotions de deuto-chlorure de mercure ne me paraissaient pas non plus pouvoir être employées
sans danger, à cause de leur action irritante ; la cautérisation
des pustules, comme je l'avais déjà faite dans des petites véroles très-bénignes, sur des boutons isolés, était encore d'un plus
grand danger, et par conséquent impraticable. Dans cet état ex-
trême, j'eus recours au *calomel* (proto-chlorure de mercure), porphirisé en poudre impalpable et au moyen d'une houppe faite avec
de la charpie, j'en saupoudrai une couche légère sur le visage,
la poitrine et la partie antérieure des avant bras, des cuisses et des
jambes. Seize grammes de calomel furent employés dans cette
opération. Le malade, recouvert promptement après, fut laissé
dans le repos et le plus grand calme possible. Je prescrivis alors,
à l'intérieur, un décigramme de deuto-chlorure de mercure
dans douze décagrammes d'eau à prendre en huit parties, une
toutes les quatre heures et l'eau sucrée. Cinq à six heures
après l'emploi de ces moyens, la peau était évidemment moins
tuméfiée, moins rouge et moins sensible, les pustules avaient
changé de forme, elles s'étaient arrondies comme des demi-
sphères, au lieu d'être aplaties, comme avant l'emploi du sublimé et du calomel. Je fis alors pratiquer sur les mêmes sur-
faces, une onction avec trois décagrammes d'huile d'amandes
douces, dans laquelle j'avais fait mêler six décigrammes d'extrait d'opium. Une bande de linge roulée dont on avait effilé
l'un des bords fut le pinceau avec lequel on étendit sur toutes
ces parties une légère couche du médicament. Quelques heures
après cette nouvelle application, une grande partie des boutons
qui avaient été couverts du liniment paraissaient encore plus

arrondis, plus bombés ; leur pourtour n'était presque plus coloré, la peau moins sensible était à peine tuméfiée. La fièvre avait considérablement diminué d'intensité et tous les symptômes s'étaient évidemment améliorés. Un second liniment semblable au premier, avec addition de quatre grammes de calomel, fut immédiatement étendu sur la poitrine et le bas-ventre ; le lendemain , le malade entrait en convalescence. D'autres malades étaient ailleurs et en même temps traités au moyen de lotions de deuto-chlorure de mercure composées, comme nous l'avons dit plus haut, et renouvelées de quatre en cinq heures.

Depuis lors, les mêmes méthodes eurent le même succès sur d'autres malades. Elles ont surtout un grand avantage, quand elles sont employées contre une maladie commençante, car alors la petite vérole *né laisse aucune trace après elle* ; tandis que la chute des boutons qui se fait ordinairement long-temps attendre, laisse à la peau de petites empreintes, quand le traitement de la petite vérole n'a été commencé qu'après que le derme a été attaqué ; toutefois ces stigmates disparaissent avec le temps, ainsi que je l'ai remarqué.

A défaut des moyens qui précèdent, que je préfère à tous autres, j'ai employé les lotions tièdes de décoction de tabac faites avec douze décagrammes de cette substance bouillie dans un litre d'eau, mais ces lotions n'ont été pratiquées qu'après que le malade a été entouré de vapeurs de souffre que j'avais fait pénétrer dans le lit.

Ces moyens m'ont également réussi ; mais comme ils paraissent agir à la manière des surexcitans, surtout la vapeur de souffre qui est chaude, je crois qu'il ne serait pas prudent d'employer cette vapeur dans les petites véroles confluentes ; elle s'appliquerait d'ailleurs difficilement au visage ; aussi, n'y ai-je eu recours qu'à défaut de tous autres moyens, et contre des petites véroles bénignes. Mais les lotions de décoction de tabac peuvent s'employer dans tous les cas.

Un liniment composé de trois décagrammes d'onguent mercuriel double et de six à dix décigrammes d'opium délayé dans une suffisante quantité d'huile d'amandes douces ou d'huile d'olives, pour être facilement étendu sur les parties malades avec un pinceau de linge effilé, agit avec la même promptitude et la même efficacité que le liniment composé de calomel et d'opium ; mais ce moyen ayant l'inconvénient de noircir la peau, j'ai donné la préférence au liniment fait avec le proto-chlorure de mercure porphirisé en poudre impalpable, l'axonge, l'opium et l'huile. Cependant ayant trouvé à l'expérience que les effets de ces onctions se faisaient attendre plus long-temps que ceux du calomel porphirisé et saupoudré à sec sur les pustules varioliques, j'ai depuis toujours fait précéder les onctions de l'application sur la peau du calomel en poudre avec un pinceau sec, ou une houppe faite soit avec la charpie, soit avec une bande de toile effilée et roulée.

Un liniment composé de six décigrammes de deuto-chlorure de mercure délayés dans quinze décagrammes d'huile d'olives ou d'amandes douces, employé comme le précédent, produit les mêmes effets.

L'efficacité de ces divers moyens employés à l'intérieur et à l'extérieur ne s'est pas démentie une seule fois ; mais il faut les administrer assez largement, surtout à l'extérieur ; car les fonctions absorbantes de la peau sont singulièrement diminuées dans la petite vérole ; et le calomel saupoudré sur la peau ou des onctions faites avec parcimonie resteraient sans effet. Il faut aussi étendre ces moyens à toutes les parties couvertes de pustules ; autrement il arrive que les boutons soumis à l'action des remèdes, avortent, tandis que les autres suivent le cours normal des petites véroles. C'est ainsi que j'ai vu des pustules varioliques aux jambes acquérir le développement ordinaire à celles des petites véroles, pendant que celui des boutons de la face était arrêté sous l'influence du calomel et de l'opium, ou du deuto-chlorure de mercure en lotions. Toutefois, lorsqu'on applique ces médicamens non-seulement sur la face, mais encore sur la poitrine et les bras, et à l'intérieur, ils ne tardent pas à étendre leurs effets sur toutes les parties du corps.

Les bains sulfureux, ceux de décoction de tabac, de dissolution d'opium, etc., doivent nécessairement être suivis de succès; mais il faut en étudier l'action, surtout celle des bains de tabac et d'opium.

Je dois rapporter ici une observation qui démontrera la nécessité de continuer long-temps les moyens internes ou d'étendre les moyens externes à toute la peau, dans les petites véroles, si l'on veut éteindre tout-à-fait la cause variolique et prévenir ses funestes effets.

Un malade qui avait été atteint d'une petite vérole benigne, était en convalescence, après avoir été traité comme il est indiqué précédemment. La maladie avait cédé à l'action seule de quelques frictions; les croûtes qui avaient succédé aux pustules avaient commencé à tomber depuis plusieurs jours, lorsqu'en s'éveillant un matin, il éprouva un léger sentiment de gêne, plutôt que d'irritation, à l'œil droit; il passa ainsi plusieurs jours sans penser au danger qui le menaçait : c'était une pustule variolique naissante qui se développait presque au centre de la cornée lucide. Cette partie, lorsque je fus appelé, était tuméfiée; elle devenait opaque; cependant le malade en souffrait peu, ce qui explique la négligence qu'il avait mise à réclamer les soins que son état exigeait. La maladie qui avait précédé ne me laissant aucun doute sur la nature de celle-ci, je prescrivis des frictions sur les paupières et au pourtour de l'œil avec le liniment mercuriel opiacé, et je les fis renouveler toutes les trois à quatre heures.

Malgré ces frictions continuées ainsi, la pustule faisait des progrès, et son développement ne s'arrêta qu'après le troisième jour du traitement externe, auquel j'avais joint à l'intérieur l'usage du deuto-chlorure de mercure; durant le quatrième jour, elle demeura stationnaire; le cinquième jour, son aspect avait visiblement changé, sa forme était moins aplatie; enfin les symptômes d'irritation diminuèrent d'intensité pour disparaître les jours suivans. Mais la tuméfaction et l'opacité de la cornée semblaient rester stationnaires; la croûte pustuleuse se forma aussi bien tardivement et tomba de même, si l'on peut appeler croûte les parcelles purulentes qui se détachèrent de la cornée, laquelle ne recouvra sa lucidité qu'après plusieurs mois; mais alors toutes les traces de la pustule variolique disparurent complètement, ensorte que la cornée et la vision devinrent aussi nettes qu'auparavant.

Ce retour de la petite vérole étonnera peu, quand on pensera à la très petite quantité de médicament employé contre les premières pustules de la maladie. Il prouvera qu'il est nécessaire, même dans les petites véroles les plus bénignes, de continuer le traitement plus long-temps et surtout d'administrer le mercure et l'opium à l'intérieur.

Quel que soit, au reste, le moyen que l'on emploie, il faut répéter les frictions toutes les quatre à six heures, selon que la maladie cède ou résiste à l'action du remède, dont la dose doit varier selon la multiplicité des pustules, l'âge et les forces du malade. J'ai employé jusqu'à 4 décagrammes de mercure doux et 8 grammes d'extrait d'opium pour un seul malade dans l'espace de trois à quatre jours. Huit grammes d'onguent mercuriel m'ont suffi dans quelques cas, tandis que j'en ai employé cinq décagrammes chez quelques malades.

J'ai presque toujours joint au traitement extérieur l'usage du mercure à l'intérieur, soit le mercure doux en pilules, en pastilles ou dans des conserves, soit le deuto-chlorure de mercure en dissolution à doses proportionnées à l'âge et à l'état du malade, et j'ai toujours obtenu de bons effets de l'emploi de ce dernier médicament à la dose d'un décigramme à prendre en six fois à quatre ou six heures d'intervalle, pour les sujets pubères et les adultes. Dans quelques circonstances, j'ai eu recours à l'usage de l'opium à l'intérieur, sans addition de mercure, pour calmer l'irritation des voies digestives ou des autres organes splanchniques.

La petite vérole, comme on le préjuge facilement d'après la cause que nous lui reconnaissons, doit exiger une infinité de modifications dans son traitement, selon le siége de son développement et l'intensité de sa cause, et selon l'âge, le sexe, et l'etat particulier du malade. Notre découverte n'ayant pas le mérite d'indiquer un remède spécial, mais celui de faire connaître la nature des causes de la petite vérole et de mettre sur la voie du traitement, c'est aux médecins à choisir, à combiner les divers moyens curatifs que l'art possède, pour les approprier aux diverses circonstances déterminées par la maladie elle-même et à toutes les causes étrangères qui peuvent la modifier.

L'action efficace du traitement se manifeste par la modification des pustules qui, d'aplaties avec dépression à leur centre, s'arrondissent et deviennent demi-sphériques. Ce changement est encore une nouvelle preuve à l'appui de cette opinion, que les pustules varioliques sont dues à des insectes; autrement, l'action des remèdes, en neutralisant le principe délétère qui les a produits, amènerait leur dessication, sans changer leur forme. Ce phénomène particulier s'explique, selon nous, comme il suit :

Les insectes, pendant leur incubation, ne produisent qu'une irritation très circonscrite; ils laissent dans ce point, qu'on peut regarder comme le berceau de la famille, l'épiderme comme adhérent au derme, tant par ses racines que par une sérosité qui devient concrète après l'incubation; époque à laquelle ils abandonnent le centre d'action pour s'étendre à la circonférence. L'irritation qu'ils y produisent est bientôt suivie d'une sécrétion séreuse qui ne tarde pas à soulever l'épiderme et lui fait former un bourrelet circulaire; ce qui donne aux pustules varioliques une forme aplatie, déprimée au centre. Mais aussitôt que ces insectes éprouvent l'influence du traitement, ils quittent la circonférence des pustules pour échapper à son action; alors ils se portent vers le centre et s'y pressent; la surexcitation que leur présence y produit amène aussitôt dans ce point une sécrétion séreuse et le décollement complet de tout l'épiderme, lequel se soulevant au centre des pustules forme des cloches arrondies et bombées. Les pustules, ainsi transformées, restent quelques jours stationnaires; puis elles se flétrissent, se dessèchent et tombent après un temps plus ou moins long, selon que le traitement a suivi l'éruption variolique de plus ou moins près.

Le régime à suivre pendant le traitement doit être adoucissant et en tout point conforme à celui des maladies aiguées; c'est du moins celui que j'ai toujours prescrit.

Ces méthodes curatives ayant toujours été suivies d'un succès évident, je n'ai pas expérimenté tous les moyens dont j'ai parlé plus haut; mais chacun en pourra faire l'essai et étudier les effets des remèdes divers qui sont dans le domaine de la médecine; peut-être arrivera-t-on, par des études nouvelles, à trouver des moyens curatifs plus simples, plus faciles à manier, et plus promptement efficaces; mais depuis bientôt trente ans que j'ai découvert les causes de la petite vérole, je me suis plus occupé de renouveler mes expériences pour savoir si des succès viendraient toujours justifier ma pensée, que d'essayer de nouveaux remèdes.

J'ai cependant fini par donner la préférence aux onctions avec le proto-chlorure de mercure, et surtout aux lotions avec le deuto-chlorure de mercure, et jamais ces moyens n'ont déterminé la plus légère salivation.

Après une longue expérimentation sur des petites véroles spontanées, j'ai encore désiré, avant de publier ma découverte et de la transmettre à l'appréciation des savans, comme je le fais aujourd'hui, j'ai voulu, dis-je, étendre mes expériences à la petite vérole inoculée. Voici ce que j'ai fait et quel en a été le résultat:

Chez les uns, j'ai couvert les pustules varioliques avec des compresses imbibées d'une décoction de tabac; chez d'autres, avec une dissolution d'opium; chez d'autres enfin, j'ai fait des onctions mercurielles opiacées sur les pustules; et ces moyens différens ont eu un égal succès. Répétés sur les pustules du vaccin, ils ont eu les mêmes résultats.

Toutes ces expériences peuvent facilemeat se vérifier, surtout sur le vaccin qui se manie ordinairement avec moins de danger que la petite vérole dont l'inoculation peut donner lieu au développement d'une petite vérole générale : danger qui n'est nullement à redouter dans les diverses expériences que j'ai indiquées.

Cependant il me restait encore un point à éclairer, qui me paraissait être d'une haute importance : c'était de savoir si les malades ainsi traités ne restaient point exposés à la contagion variolique et à l'éruption d'une nouvelle petite vérole. L'exemple du malade dont j'ai parlé plus haut et chez qui une pustule variolique était survenue au milieu de la cornée lucide me donnait lieu de craindre le retour de la petite vérole, à la suite de ce traitement. Dans cette pensée, j'inoculai plusieurs fois à des distances éloignées la petite vérole, mais surtout le vaccin, chez quelques malades que j'avais traités : toutes ces inoculations restèrent sans effet. Chez d'autres sujets, je fis avorter le vaccin, au second, au troisième, au quatrième jour de l'éruption; puis quelques mois, un an, dix-huit mois, deux et trois ans plus tard, j'inoculai le vaccin plusieurs fois chez les mêmes individus. Ces expériences répétées sur plusieurs personnes sont constamment restées sans effet. Ce résultat me donne lieu de croire que les varioleux traités par les moyens que j'ai employés sont aussi préservés de la petite vérole après le traitement, que ceux chez qui la maladie abandonnée à elle-même, a parcouru toutes ses périodes, sans obstacles et sans entraves.

Dans le cas des petites véroles internes , il faut surtout administrer le mercure et l'opium à hautes doses , à l'intérieur , et pratiquer en même temps des frictions ou des lotions mercurielles à hautes doses dès le début de la maladie, si l'on veut s'opposer efficacement au développement des pustules à l'intérieur.

Il faudrait recourir promptement à ces moyens, si dans une petite vérole bénigne en apparence par la petite quantité des pustules à la peau , les effets généraux étaient intenses, violens ; si surtout des douleurs locales internes se joignaient à un état fébrile ardent. Je m'arrête pour ne pas émettre ici des préceptes que tout le monde connait et que chacun sait appliquer aussi bien que moi.

Tant de succès ayant à mes yeux demontré la réalité de ma découverte, je fis insérer, en 1820, dans le *Journal de la Somme* qui se publiait à Amiens, une note dans laquelle je l'annonçai.

Le 20 novembre 1822, j'adressai au ministre de l'intérieur un mémoire sur l'enseignement médical, auquel j'avais joint une note sur cette découverte et sur les succès qu'elle m'avait procurés. Je reçus du ministre, en date du 20 décembre 1822, une réponse dans laquelle il m'adressait des remerciemens, mais sans y parler de ma découverte.

Le 15 mars 1824, le 23 septembre même année et le 18 septembre 1826, j'adressai de nouveaux mémoires au ministre du même département ; on m'en accusa réception, mais mes communications restèrent encore sans effet. Je pensai qu'on jugeait le moment inopportun, à cause de la polémique alors engagée entre ceux qui soutenaient l'infaillibilité du vaccin et ceux qui la niaient, et qu'on avait peut-être craint de fournir par la publication de ma découverte un aliment à cette polémique. Dans cette pensée, je remis à d'autres temps pour en parler.

Traitée comme je l'indique, la petite vérole ne sera plus un fléau destructeur n'épargnant ni le rang, ni l'âge, ni le sexe, dont les victimes, chaque année, se comptent par milliers. M. J. Sédillot les porte à 357 dans la seule ville de Paris, en 1838 ; l'Académie royale de médecine compte dans la même année, et seulement pour moins des deux tiers des départemens, 1,263 sujets défigurés ou infirmes et 1,076 morts ; 1,495 défigurés ou infirmes et 1,298 morts, en 1839. Elle porte les dépenses faites en

1839 pour la propagation de la vaccine à 187,718 fr. 45 c., mais l'on conçoit que ces chiffres sont bien au-dessous de la réalité, puisqu'ils ne comprennent pas parmi les victimes et dans les dépenses de ces deux années, celles du département de la Seine et de plus du tiers de la France.

Le sort de toutes les découvertes utiles est d'avoir de nombreux détracteurs. Si la vaccine en a eu de violens, malgré ses inappréciables bienfaits, ma découverte *des causes de la petite vérole* en trouvera sans doute aussi ; mais j'espère qu'elle triomphera bientôt de ceux qu'elle pourra rencontrer, car les moyens curatifs dont j'ai l'honneur d'entretenir l'Académie ne doivent s'employer que quand le danger est imminent. Alors l'impérieuse nécessité persuade ordinairement les plus incrédules, ou du moins les oblige à faire l'essai des moyens qu'ils rejetaient d'abord, et dans ce cas, ils sont même souvent les premiers à redire cette maxime de Celse : *In desperatis meliùs est anceps experiri remedium quàm nullum.*

Confiant dans la haute sagesse de l'Institut dont le doute même est toujours bienveillant, j'ose espérer qu'en demandant que la découverte que j'ai l'honneur de lui communiquer soit vérifiée par une commission prise dans son sein, cette faveur me sera accordée.

S'il était nécessaire d'appuyer ma demande sur le témoignage d'un nom distingué parmi les savans qui composent l'Institut, j'invoquerais celui de l'honorable docteur Magendie qui a bien voulu renouveler mes expériences et dont les succès ont confirmé les miens.